AF580242

A PROPOS

DE

DIVERSES COMMUNICATIONS

de MM. ROUSSY, BOISSEAU

SUR LE TRAITEMENT ET LE PRONOSTIC

DES

PHÉNOMÈNES PHYSIOPATHIQUES

PAR

Le Dr Clovis VINCENT

Médecin-Major au 98e régiment d'infanterie.

TOURS

IMPRIMERIE E. ARRAULT ET Cie

6, RUE DE LA PRÉFECTURE, 6

1917

A PROPOS
DE
DIVERSES COMMUNICATIONS
DE MM. ROUSSY, BOISSEAU, ET AUTRES COLLABORATEURS
SUR LE TRAITEMENT ET LE PRONOSTIC DES PHÉNOMÈNES PHYSIOPATHIQUES *

Les différentes communications faites récemment par MM. Roussy, Boisseau, d'Œlsnitz à la Réunion médico-chirurgicale de la VIIe Région, au Congrès interallié, m'ont vivement intéressé pour deux raisons. La première, c'est que la méthode avec laquelle ils obtiennent de si brillants résultats, à la Station neurologique de Salins, ressemble singulièrement à celle que j'ai employée si longtemps comme chef du Centre neurologique de la IXe Région ; la seconde, c'est que je ne suis pas du même avis qu'eux sur les résultats obtenus grâce à ma méthode.

I

Il n'y a pas besoin d'un long examen pour se convaincre que la méthode de MM. Roussy, Boisseau, d'Œlsnitz est la même que la mienne à des détails près.

Dans la première communication faite par MM. Roussy, Boisseau, Ducruet à la réunion mensuelle de la VIIe Région sur le fonctionnement du Centre neurologique de Salins (13 février 1917), je lis (1) : « Le traitement des hystériques, il nous parait utile de le rappeler, comporte 3 temps :

* NOTA. — Ce travail a été rédigé en grande partie, dans une sape, corrigé dans une autre sape à la fin d'une grande bataille. Je m'excuse s'il n'est pas aussi fini qu'il pourrait l'être.

(1) Communication faite à la Réunion médico-chirurgicale de la VIIe Région dans la séance du 13 février 1917 et insérée dans le *Bulletin médico-chirurgical* du 15 mars 1917. Ligne 30 et suiv.

« 1° Un premier temps de *décrochage*, ou, comme dit notre excellent ami Vincent, de *déclanchement*, pendant lequel on fait disparaître les phénomènes anormaux que présente le malade ;

« 2° Un temps *de fixation des progrès acquis, qui doit succéder immédiatement au précédent dès la première séance de traitement ;*

« 3° *Une période « d'entraînement » enfin, pendant laquelle on refait de ces malades des hommes, pendant laquelle on s'efforce d'en faire des soldats.* »

Or, dans mon premier travail sur *la Rééducation intensive* (1) (Arrault, Tours, juin 1916), dans la description que j'ai donnée de la rééducation intensive à la Société médicale des hôpitaux (21 juillet 1916), je dis : « La méthode comprend 3 temps : 1° *Un temps de déclanchement ;* 2° *un temps de fixation des résultats obtenus ;* 3° *un temps d'entraînement.* » Et j'ajoute : « *Les deux premiers temps succèdent immédiatement l'un à l'autre.* » La lecture du travail de M. Roussy, la lecture du mien montrent encore mieux la ressemblance, j'allais dire l'identité, entre la méthode de Salins et la méthode de Tours.

Comment expliquer une pareille ressemblance ?

Il n'y a que trois hypothèses possibles. Ou la méthode de Tours est une imitation de celle de Salins, ou la méthode de Salins est une imitation de celle de Tours, ou les deux méthodes, issues d'un fonds commun, se sont développées simultanément séparément.

Je ne discute pas la première hypothèse, M. Roussy ne l'a point encore soulevée. Et j'en viens à la seconde : la méthode de Salins n'est-elle pas une imitation de celle de Tours ?

Sauf erreur que je suis prêt à rectifier immédiatement, le premier travail dans lequel M. Roussy parle d'un traitement systématique des hystériques de guerre a paru en décembre 1916, dans les *Annales de Médecine*. Il est intitulé : « les Psychonévroses de guerre (2) ». Le traitement décrit comprend

(1) Cl. Vincent, *la Rééducation intensive*. Arrault, Tours, juin 1916 ; Société médicale des Hôp. de Paris, 21 juillet 1916.

(2) *Annales de Médecine*, Gustave Roussy et Jean Lhermitte : les Psychonévroses de guerre, 2e partie, novembre décembre 1916.

5 temps : 1° conversations persuasives ; 2° isolement ; 3° faradisation ; 4° rééducation ; 5° soins consécutifs, consolidation de la guérison.

Pour la première fois dans son article, le mot déclanchement, avec le sens que je lui ai donné, vient sous la plume de M. Roussy au cours de la description du temps de sa méthode dit « de faradisation ». Il s'agit, dit-il, de provoquer une sorte de déclanchement. Ses idées sur mes droits à la priorité dans l'emploi du mot déclanchement avec la signification que je lui ai donnée, ont d'ailleurs varié. Tandis qu'il me les reconnait dans le passage du *Bulletin médico-chirurgical de la VIIe Région* (février-mars 1917) précédemment cité, il me les conteste dans une lettre du 20 juin que j'ai sous les yeux : « Le mot « déclanchement » est, dit-il, d'un usage courant depuis la guerre. » Je n'y tiens point particulièrement, bien moins certainement qu'à l'idée et au temps de la rééducation auxquels répond le mot, bien moins aussi qu'aux idées et aux temps auxquels correspondent les mots « fixation », « entrainement ». Car la fixation et l'entrainement font aussi partie intégrante de la rééducation intensive que le déclanchement. Or, dans son article des *Annales de Médecine*, la fixation immédiate des progrès obtenus et l'entrainement ne constituent pas encore des temps particulièrement importants du traitement des hystériques invétérés. Il suffit de lire la note de la page 664, même article (1), pour s'en convaincre. Je cite : « Cl. Vincent, au Centre neurologique de la IXe Région, a institué pour les hystériques invétérés un procédé de rééducation intensive qui comprend les trois temps suivants : 1° temps de déclanchement et de rééducation intensive proprement dit ; 2° fixation des progrès obtenus, dans laquelle..., etc. ; 3° l'entrainement pratiqué dans les sections d'entrainement. « *Cette méthode a donné d'excellents résultats, mais il faut remarquer qu'elle s'applique à une catégorie spéciale de psychonévropathes, aux hystériques anciens invétérés. A l'avant, les cas justiciables de ce procédé sont l'infime exception.* » Ainsi M. Roussy reconnaît que j'ai institué, c'est-à-dire mis debout, une méthode dont il précise lui-même les traits principaux. La

(1) Psychonévroses de guerre. *Annales de médecine*, novembre-décembre 1916.

méthode a donné, dit-il, d'excellents résultats, mais elle s'applique à une catégorie particulière d'hystériques, les hystériques anciens invétérés, tandis que la sienne, différente par conséquent, d'après lui, s'applique aux hystériques de l'avant.

Le texte que je rapporte est de fin 1916. Retenons cette date... En effet, au début de 1917, M. Roussy devient chef du Centre de psychonévrose de la VIIe Région. Il a à soigner des hystériques de l'intérieur, il les qualifie lui-même de « *vieux piliers d'hôpital qui ont traîné de service en service...* » ; bref, il a à soigner des hystériques anciens invétérés et, dès sa première communication (février 1917), sa méthode comprend les trois temps suivants : « Une période de décrochage ou, « comme le dit notre excellent ami Vincent » une période de déclanchement ; un temps de fixation des progrès acquis, qui doit succéder immédiatement au précédent ; une période d'entraînement. En moins de trois mois il a éprouvé le besoin de la méthode qu'il réservait aux hystériques invétérés.

Quelle révélation encore dans la phrase suivante, prononcée ou écrite en février-mars 1917 : « *Nous savions qu'autant il était facile de traiter les pithiatiques dans la zone des armées autant il devait (1) être difficile de guérir ces vieux piliers d'hôpital, qui ont traîné de service en service, de centre de physio et mécanothérapie en centres neurologiques, et nous craignions d'en être réduits, avec beaucoup d'autres, à considérer comme de réels incurables ces pithiatiques invétérés* (2). » Quand une méthode a fait ses preuves, quand on en a l'expérience, qu'on est sûr de ses diagnostics, on n'a pas de pareilles craintes. Actuellement M. Roussy aurait-il les mêmes angoisses? Je réponds hardiment non : il a en la méthode une confiance colossale. Il le dit lui-même, il guérit même les troubles physiopathiques. Que s'est-il donc passé? Il a une expérience qu'il n'avait pas le 22 janvier 1917, à l'ouverture de son Centre. A ce moment, il traitait des hommes qu'il ne connaissait pas : il avoue : « *il devait être difficile de guérir ces vieux piliers d'hôpital.* »

(1) Qu'il est compromettant, ce futur !

(2) *Bulletin de la Réunion médico-chirurgicale de la VIIe Région*, 15 mars 1917, ligne **13** et suiv.

avec une méthode qu'il ne connaissait pas, avec la méthode de Tours.

Après ce développement, il semblerait inutile de discuter la troisième hypothèse que j'ai soulevée : les deux méthodes puisées dans un fonds commun sont nées isolément et simultanément. Cependant M. Roussy est capable d'un retour offensif s'appuyant sur cette idée : les deux méthodes ont été puisées à un fonds commun. J'en veux pour preuve cette phrase de sa lettre du 20 juin 1917 déjà citée : « Je ne pense pas que tu aies la prétention d'avoir érigé autre chose de nouveau en psychothérapie de guerre que le procédé de déclanchement par le courant galvanique. » Ce qui revient à dire : l'emploi du courant galvanique pour le déclanchement est nouveau, mais ne sont nouveaux ni la fixation ni l'entraînement. J'ai pris moi-même la peine, dans mes travaux, de dire que la méthode ne consiste pas seulement dans l'emploi du courant galvanique. J'ai écrit :

« *Le courant galvanique fort est un adjuvant du médecin... On pourrait imaginer toutes sortes de moyens physiques capables d'agir sur l'homme* (1)... »

. . . .

« *Le courant galvanique appuie la rééducation, il appuie la volonté du médecin, il ne la remplace pas.* »

Si la méthode consistait dans l'emploi du courant galvanique, elle ne s'appellerait pas « *rééducation intensive* ». Ce qui fait la méthode, c'est qu'elle est une « rééducation » poursuivie avec un acharnement méthodique : l'idée et le fait de l'acharnement méthodique tenant précisément dans ces mots correspondant à des temps de la rééducation : *déclanchement, fixation, entraînement*. Je dis qu'avant Tours on n'avait pas poursuivi le traitement des hystériques avec un pareil acharnement méthodique. Je ne crois pas me faire illusion sur ce point, si j'en juge par le nombre des hystériques invétérés qui m'ont été adressés de toutes les régions de la France par des spécialistes réputés, si j'en juge par le nombre de médecins distingués qui sont venus me voir appliquer la méthode.

Je ne veux pas dire toutefois, et j'y insiste, que sans la ré-

(1) *Rééducation intensive*, loc. cit.

éducation intensive on ne peut pas guérir d'hystériques de guerre. On en guérissait avant elle, et M. Roussy lui-même en a certainement guéri. Je dis seulement que, frappé des caractères particuliers des phénomènes hystériques de guerre : intensité, ténacité, tendance à la récidive, sur un principe emprunté à M. Babinski, j'ai conçu et mis en œuvre une méthode d'une puissance et d'un rendement très supérieur aux méthodes employées jusque-là, et, je le dis encore, dont le caractère particulier est d'être une rééducation poursuivie avec un acharnement méthodique. Elle est définie avec précision, dans ma communication à la Société médicale des Hôpitaux, en ces termes :

Ce qui distingue la méthode :

« *C'est l'acharnement que nous déployons contre les phénomènes hystériques ; c'est le temps et la force que nous dépensons.*

« *Ce sont nos procédés de rééducation, véritables manœuvres qui amènent les hommes à nous céder malgré eux, si on arrive à leur imposer les mouvements qui constituent ces manœuvres : course, descente d'échelles, etc.*

« *C'est l'application du courant galvanique pour appuyer la rééducation, qu'il fasse réagir l'homme volontairement ou automatiquement.*

« *C'est après la victoire, la consolidation immédiate de la victoire par une véritable fixation du progrès obtenu grâce à l'exécution pendant une heure, deux heures s'il le faut, de certains mouvements.*

« *C'est l'entraînement de l'homme dans l'atmosphère morale où il a été guéri.* »

J'en viens maintenant aux différences qui existent entre la méthode de Salins et celle de Tours. Car je ne dis pas que la méthode de Salins ne diffère en rien de la rééducation intensive. Elle en diffère en effet en plusieurs points : 1° Dans la méthode de M. Roussy, le traitement de l'accident névropathique est précédé d'une période d'isolement dont je suis loin de nier les bons effets ; 2° M. Roussy et ses collaborateurs se servent, pour appuyer leur rééducation, du courant faradique et non du courant galvanique. Il est vrai que le courant induit leur est fourni par une bobine à fil fin dont le courant primaire vient de « piles Leclanché réunies à plusieurs en batteries (1) ». Ils regrettent d'ailleurs de ne point disposer encore, pour les sujets particulièrement récalcitrants, de la voltaïsation qui diffère sans doute étrangement de la galvanisation ; 3° leur Centre, créé spécialement en vue du traitement des troubles nerveux fonctionnels, est, sous certains rapports importants : isolement des hôpitaux, nombre et qualité des malades, personnel médical et militaire, bien mieux outillé que ne l'était celui de la IXe Région. *Mais il y a longtemps que mes collaborateurs et moi avions demandé que le traitement de ces troubles fût poursuivi avec une organisation différente de celle dont nous disposions au milieu d'une ville, dans un hôpital ouvert, non spécialisé et surpeuplé.* Je suis heureux de reconnaître, pour M. Roussy et pour le pays, que le Centre de Salins est vraisemblablement mieux organisé que celui de Tours, qu'il a plus de moyens d'action. Mais cela ne donnait nullement le droit à M. Roussy d'imiter d'aussi près la rééducation intensive sans le dire ; cela ne lui donnait pas le droit de tâcher de se débarrasser de moi, de l'autorité que peuvent m'avoir donnée mes efforts, par cette phrase dont je m'étonne qu'il n'ait pas compris la portée :

« *Malheureusement, une fâcheuse campagne de presse est venue en compromettre le fonctionnement en annihilant le prestige du chef pour finir par le décourager de ses très louables efforts* (2). » Je ne reconnais pas à M. Roussy le droit de s'exprimer ainsi sur moi.

Si M. Roussy veut connaître mon prestige au départ, qu'il interroge mes collaborateurs, qu'il interroge les médecins de Tours, qu'il interroge les « poilus » qui ont demandé à être traités par moi avant que j'abandonne mes fonctions ; s'il veut savoir si je puis être découragé facilement, qu'il consulte mes compagnons d'armes et ceux qui m'ont vu lutter seul, contre la meute déchaînée des démagogues. La vérité, c'est qu'après deux ans, mon service encombré par les hys-

(1) *Annales de Médecine*, nov.-déc. 1916, p. 663, ligne 23 et suiv.

(2) Rapport présenté au Congrès interallié, mai 1917.

Bulletin de la Réunion médico-chirurgicale de la VIIe Région (juin 1917). La Station neurologique de Salins. Ligne 56 et suiv

tériques invétérés venus de toutes les régions de la France, dépourvu de gradés, de moniteurs, aurait eu besoin d'être réorganisé. Il eût fallu qu'il cessât de fonctionner par le « système débrouille ». Il lui eût fallu un statut. Pour des raisons qui n'ont rien de médical et que je ne dirai pas, on ne pouvait me donner ce statut. Il fallait donc que je parte pour pouvoir continuer à remplir la tâche que je me suis fixée pendant la guerre. Et je suis allé me reposer au front, au vrai front, pas celui où on se promène dans les rues des villes, en automobile, mais au front où l'on se terre, au front où sont les braves « poilus ». J'y suis allé aussi parce que je pense que chez un peuple comme le nôtre, où l'on vit et l'on meurt d'égalité, quand on fait profession de forcer les autres à aller affronter la mort, il faut y aller de temps en temps soi-même. Il ne suffit pas d'employer de l'énergie pour envoyer les autres se faire tuer. Et je crois aussi que dans les tranchées j'ai conquis et je conquiers, vis-à-vis de la majorité des Français, un prestige que, toutes choses égales, n'auront pas les hommes jeunes qui n'y sont pas allés.

II

M. Roussy et moi n'apprécions pas de la même façon les résultats de la rééducation intensive : car, tandis que M. Roussy déclare guérir complètement les hommes atteints de troubles physiopathiques, j'affirme, moi, que la rééducation intensive est à peu près sans effet sur ces troubles, au moins pendant un temps très long. D'où vient cette différence d'appréciation ? M. Roussy a pris soin de nous le dire : « *Malheureusement une fâcheuse campagne de presse est venue en compromettre le fonctionnement en annihilant le prestige du chef pour finir par le décourager de ses très louables efforts.* » Ce qui veut dire : Vincent n'a pas obtenu les excellents résultats que moi j'ai obtenus, parce qu'il n'a pas apporté assez d'énergie, assez de persévérance dans son traitement. Or, qu'on y prête bien attention, j'ai fait exactement, pendant 23 mois, au Centre de la IXe Région, de la rééducation inten sive : j'en ai fait pendant 15 mois avant l'affaire du zouave. En admettant qu'en août 1916, au moment de l'affaire, j'ai été découragé, j'avais une expérience cinq fois plus longue que celle, qu'avait en mars 1917 M. Roussy. Et je lui retourne son argument. Je pense que son expérience de la méthode et de ses résultats est insuffisante et que c'est à cause de l'insuffisance de son expérience qu'il peut parler comme il le fait (1).

Ce n'est en effet qu'au bout d'une longue période que j'en suis venu à avoir les idées que j'ai actuellement sur les troubles physiopathiques, à savoir que la plupart d'entre eux sont d'une ténacité désespérante et résistent à la rééducation intensive la plus énergique et très longtemps poursuivie.

Dès les premiers temps de mon séjour au Centre de la IXe Région, je connaissais certains troubles réflexes : les contractures, les atrophies musculaires, parce que j'avais eu l'occasion d'en étudier un certain nombre pendant mon internat, mais je croyais qu'elles ne résisteraient pas à la rééducation intensive et j'ai exposé cette idée à M. Babinski en allant au congrès de Doullens. Je me fondais sur certains faits incomplètement observés ou mal interprétés. Voici quelques exemples de ces faits :

1° J'avais obtenu, chez certains hommes atteints d'une boiterie pithiatique avec troubles vaso-moteurs et ralentissement ou abolition du réflexe achilléen, des modifications immédiates et considérables à la fois des phénomènes pithiatiques et des autres. Dès la première attaque la boiterie avait disparu, le membre s'était réchauffé, la cyanose avait fait place à une teinte voisine de la normale, le réflexe achilléen était devenu vif, *et je ne pouvais pas croire que de pareilles modifications dussent être sans lendemain.*

2° J'avais guéri d'une façon définitive certain homme présentant une main d'accoucheur bleue et froide. Mais je

(1) En février 1917, date de sa première publication, je demande à M. Roussy quels enseignements pouvait bien lui avoir fournis l'entraînement de ses hommes traités puisque : 1° sa publication du 15 mars 1917 est intitulée : Résultat de la *première semaine* de fonctionnement ; 2° puisqu'il dit (même article) qu'il n'avait pas l'expérience des hystériques invétérés (il devait être très difficile de guérir).

n'avais pas remarqué que la main n'était qu'un peu plus bleue et froide que l'autre, que l'homme était cyanotique de partout, des deux pieds, des deux oreilles, du nez, qu'il avait du *livido*. Depuis j'ai eu l'occasion d'observer de pareils faits : j'ai traité et guéri certaines mains inertes bleues et froides chez des hommes bleus de partout, et je ne me suis plus dit que j'avais guéri un trouble physiopathique, mais que j'avais guéri un phénomène hystérique chez un homme ayant une tendance générale à la lividité.

3° J'avais observé chez certains hommes atteints de troubles pithiatiques, particulièrement chez des hommes atteints de monoplégie brachiale, une modification immédiate et persistante de certains réflexes tendineux des membres supérieurs en même temps que guérissait la paralysie par rééducation intensive. Et j'en avais conclu que la rééducation intensive modifie certains troubles secondaires dus à l'immobilisation. En réalité, si l'observation était exacte, l'interprétation ne l'était pas. J'ai observé depuis, chez un grand nombre de soldats normaux, que dans de certaines limites et dans certaines conditions les réflexes tendineux, comme d'ailleurs le tonus musculaire, varient avec l'activité musculaire. Mais, j'y insiste : les variations ne se font que dans certaines limites et l'immobilité de la nuit ne fait pas plus disparaitre complètement les réflexes tendineux que l'activité prolongée ne rend le réflexe polycinétique ou ne détermine du clonus. Les réflexes chez les hystériques auxquels je fais allusion n'avaient donc pas varié autrement que ceux d'individus normaux, et la rééducation n'avait point en réalité modifié un phénomène hystérique secondaire : l'abolition du réflexe de flexion de l'avant-bras sur le bras.

M'appuyant sur ces faits dont la plupart étaient nouveaux, je croyais pouvoir modifier d'une façon rapide et radicale certains troubles physiopathiques. Mais aussi, pensant que mon opinion n'était pas suffisamment établie, qu'elle avait besoin d'assises plus solides et fondées sur une observation plus longue, je ne fis aucune publication. Je laissai le temps faire son œuvre de critique indispensable. Il la fit. 1° Chez des malades longtemps conservés au Centre je vis que, malgré tous mes efforts, alors que l'élément pithiatique avait disparu, les troubles réflexes s'acharnaient à persister. 2° Je vis des hommes, renvoyés à leur dépôt guéris de leurs troubles pithiatiques, avec un reliquat méprisable en apparence, revenir au bout d'un certain temps incapables de faire du service. Le reliquat n'avait pas diminué, il se manifestait davantage si c'était l'hiver et rendait l'homme plus impotent. Il s'était parfois aggravé. Comme j'avais mon premier examen et mon premier jugement, comme j'avais mon second examen et mon second jugement, j'étais bien forcé de conclure que les deux examens et les deux jugements n'étaient pas d'accord. *Le seul fait d'une observation prolongée des mêmes hommes m'a donc amené à modifier mon opinion première.*

J'ai déjà rapporté des exemples (1) de ce que j'avance. En voici encore quelques autres :

1° *Caporal B...*, *114e d'infanterie.* Blessé le 8 septembre 1914. Séton du mollet gauche. Entrée du projectile 1/3 supérieur du mollet, sortie 1/3 inférieur. Les muscles jumeaux paraissent avoir été traversés. Examen fin juillet 1915. B... boite fortement dans la marche. Il s'appuie moins longtemps sur le membre gauche que sur le membre droit. Il ne tend pas la jambe gauche, il plie sur elle. Le mollet gauche mesure 30 cm. 5, le mollet droit 33. Tous les mouvements passifs de la hanche sont normaux ; la flexion de la jambe sur la cuisse est normale. Par contre, l'extension complète de la jambe sur la cuisse est impossible dans la flexion dorsale du pied ; la flexion dorsale du pied est limitée. Les réflexes rotuliens et achilléens sont normaux des deux côtés. Il n'y a pas de troubles des réactions électriques dans les muscles du mollet malade. Je n'ai pas remarqué de troubles vaso-moteurs.

Traitement. — Le blessé apprend à sauter à cloche-pied, par conséquent à porter tout le poids du corps sur le membre inférieur malade et à détendre brusquement la jambe sur la cuisse, puis à sauter à la corde sur le seul membre malade. Très vite cet homme de bonne volonté abandonne sa boiterie et très vite, quand on le rencontre en ville, il n'a plus l'air d'un malade. Il acquiert une telle adresse et une telle maîtrise dans le saut à la corde qu'il devient le moniteur des autres soldats. En même temps, grâce à son grade de caporal, il les surveille. Il remplit ce rôle de caporal moniteur matin et soir, dimanches et fêtes exceptés et peut-être quelques autres jours, pendant environ un an (fin juillet 1915-août 1916). Au bout d'un an, si on l'observe dans la rue, c'est-à-dire habillé, à l'allure de la promenade, il ne semble pas être un homme malade, il ne boite pas. Mais après 6 kilomètres, surtout si l'allure a été un peu vive, il traîne la jambe. Si on l'observe

(1) Pronostic et traitement des troubles réflexes. *Revue neurologique*, 1916, p. 634. — M. Roussy n'a sans doute pas connu ce travail puisqu'il n'en discute pas les conclusions dans sa communication.

debout sans attirer son attention, on voit que l'extension de la jambe sur la cuisse n'est pas tout à fait complète. Il peut d'ailleurs réaliser cette extension si on lui demande de le faire. La flexion dorsale du pied est encore limitée. Les mensurations sont les suivantes : cuisses à 20 centimètres E. I. A. S., droite 47,5 ; gauche 44,5 ; à 30 centimètres, E. I. A. S., à droite 43, à gauche 41,5. Mollets : à droite 34, à gauche 31,5. Ainsi après un an d'entraînement, il persiste entre la cuisse du côté malade et la cuisse du côté sain, suivant les hauteurs, une différence de 2 à 3 centimètres. Entre les deux mollets une différence de 2 cm. 5, et cet homme se fatigue très vite.

Proposé pour changement d'arme, la commission a classé cet homme dans le service auxiliaire. Il est maintenant au front, dans un état-major, comme dessinateur. Il m'écrit de temps à autre, ne demande rien, mais me dit que l'hiver son pied se refroidit très facilement et qu'il en souffre beaucoup.

H..., soldat au 164e d'infanterie. Retoucheur photographique. Blessé le 26 avril 1915 aux Éparges. Éclat d'obus fesse droite qu'il a fallu extraire. Cicatrisation longue à se produire. Achevée seulement en juillet 1915. Il semble que durant la période de traitement de la plaie l'état général du blessé ait été assez mauvais. La plaie guérie, le membre inférieur droit reste en extension et H... ne peut fléchir le genou. Après séjour dans différents hôpitaux est envoyé par un médecin inspecteur général au Centre neurologique de Tours.

État à l'entrée, mai 1916. — Deux cicatrices fesse droite, une à 2 centimètres du pli interfessier, c'est l'orifice d'entrée ; une linéaire chirurgicale sur le bord externe de la cuisse, c'est l'orifice d'extraction. Le projectile n'a donc intéressé ni le nerf crural, ni le muscle quadriceps fémoral. Mouvements passifs du membre inférieur droit normaux, sauf la flexion de la jambe sur la cuisse qui est impossible. Mouvements actifs d'amplitude voisine de la normale, sauf la flexion de la jambe sur la cuisse. La force de tous les mouvements est diminuée. Atrophie de la cuisse droite : cuisse droite 44 centimètres, cuisse gauche 48 centimètres. Mollet droit 33,5, mollet gauche 33. Les réflexes tendineux : le rotulien gauche, les réflexes achilléens droit et gauche sont normaux. Il est impossible de mettre en évidence le rotulien droit. Il n'existe pas de troubles des réactions électriques dans les muscles du membre inférieur droit, dans les muscles quadriceps en particulier. On ne remarque pas de troubles vasculaires importants. H... signale pourtant qu'il a eu à un moment la jambe enflée et qu'il en souffre aux changements de temps. Examen radiographique : pas d'ankylose du genou. Examen sous chloroforme par M. Carrière (Orléans) : le genou se plie complètement, peut-être après rupture de quelques adhérences fibreuses. H... est traité dès son entrée. Au bout d'une heure environ la flexion active et passive de la jambe sur la cuisse est possible. A partir de ce moment et pendant 4 mois environ, H... vient dans mon cabinet exécuter, matin et soir, des mouvements de flexion de la cuisse sur le bassin et de la jambe sur la cuisse. Il s'accroupit et se relève ainsi une centaine de fois chaque jour et devant moi. Au bout de quatre mois il marche bien ; dans la rue on ne perçoit aucune boiterie, mais sa cuisse n'a pas gagné 1 centimètre, la flexion de la jambe est encore un peu limitée.

Grâce à mon collaborateur et ami le docteur Sichère, je puis donner des renseignements sur son état au 9 juin 1917, c'est-à-dire après un séjour de plus d'un an dans le service. H... va, vient toute la journée. Dans le service, dans la rue, sa démarche est normale. Il ne boite que s'il fait plusieurs kilomètres.

Examen. — La cuisse reste très atrophiée. A 24 centimètres au-dessus de la rotule : cuisse gauche 41 cm. 5, cuisse droite 36 cm. 8. Il existe donc actuellement encore une différence de plus de 5 centimètres entre les deux cuisses. La flexion passive de la jambe sur la cuisse dépasse légèrement 90°, au delà on détermine une vive douleur dans le quadriceps et la flexion ne peut être maintenue ; la flexion active atteint 90°.

B... Auguste, 23 ans, 132e d'infanterie. Imprimeur. Envoyé du Val-de-Grâce pour traitement.

Renseignements fournis par le Val-de-Grâce. — « Blessé le 12 décembre 1914 aux Éparges. En réalité, frappé d'un éclat d'obus au genou qui ne pénètre pas. Puis fièvre typhoïde avec phlébite double. Après des tribulations diverses d'hôpitaux en hôpitaux où il est tantôt considéré comme incurable et devant être réformé, tantôt comme pithiatique, il entre au Val-de-Grâce pour expertise. « Le pied est dans le plâtre depuis 9 mois. Il y a été mis pour une contracture qui s'est développée aussitôt qu'on l'a tiré de la gouttière dans laquelle on l'avait mis pour sa phlébite. On demande aux médecins du Val-de-Grâce : 1° si la raideur du genou est organique ; 2° s'il y a R. D. des péroniens ; 3° si le blessé doit être réformé ; 4° si la contracture du pied est organique ou pithiatique. Réponse : Pas de R. D. simple diminution de l'excitabilité électrique. L'examen chirurgical fait par M. Walther conclut, après radiographie, à l'absence de toute lésion osseuse du genou. Ces deux examens confirment la forme purement pithiatique de l'impotence. Il y a utilité à le faire traiter, comme un cas rebelle, dans le service du docteur Vincent. A noter que sous le chloroforme la déformation du pied et la raideur du genou disparaissent. »

État à l'entrée au Centre de la IXe Région (mai 1916). — Limitation des mouvements du genou droit. La jambe n'atteint pas la demi-flexion. Pied droit en varus équin, plus en varus qu'en équin, avec tension et saillie des tendons jambiers antérieur et postérieur. Malgré le port d'un soulier orthopédique, marche sur le bord externe et sur le dos du pied en s'aidant de béquilles. Atrophie du mollet droit de 2 centimètres. Réflexes tendineux des 2 membres inférieurs : achilléens, rotuliens normaux. Pas de troubles de réaction électrique. L'excitation du sciatique poplité externe corrige la déformation du pied.

Dès l'entrée tous ces troubles sont attaqués avec énergie. Immédiatement les béquilles sont supprimées, le genou est amené en flexion normale, le pied est redressé, B... arrive même à sauter à cloche-pied sur le membre malade. Il se félicite du résultat obtenu et ne sait comment dire sa reconnaissance. Il met de côté son soulier orthopédique et porte un soulier ordinaire ou même une sandale. A partir de ce moment pendant six semaines à deux mois il vient matin et soir sauter à cloche-pied dans un coin de ma salle de consultation, faire des exercices d'assouplissement du pied, en particulier flexion dorsale forcée. Puis il passe à la section d'entraînement. Il marche, court, saute 3 à 4 heures par jour pendant plusieurs mois ; il met tant de bonne volonté à se rééduquer, il est tellement persuadé de la valeur de la méthode qu'il demande à être moniteur. Il se charge des hommes qu'on commence à réentraîner. Il se charge de les faire courir en les traînant par le bras. Malgré cet entraînement intensif son pied n'arrive pas à se tenir redressé complètement. Sans doute il n'est pas tordu face plantaire en dedans, face dorsale en partie en bas, mais la pointe du pied a toujours tendance à se porter en dedans et le bord externe à se renverser. Quand je l'observe à son insu, je le vois courir la pointe du pied tournée en dedans. Si on l'examine et qu'on lui demande de redresser complètement son pied, il le fait volontairement, même sans grand effort apparent, mais le pied ne « tient pas » en position normale, il tend toujours à être ramené en position vicieuse. Il faudrait que l'action de la volonté s'exerce perpétuellement. Cet homme est sorti fin 1916, au bout de 7 mois de traitement dans le service auxiliaire, sans béquilles, guéri de son impotence du genou, partiellement mais non complètement guéri de son pied-bot. Il est donc sorti avec un reliquat.

Je pourrais multiplier les observations analogues. Elles se schématisent toutes de la même façon. Chez les hommes auxquels elles se rapportent, il existe deux ordres de phénomènes : des phénomènes qui disparaissent par rééducation intensive et restent disparus, des phénomènes qui persistent dans les mêmes conditions malgré des mois et des mois de traitement.

Pour moi il est donc hors de doute que dans les conditions où je me suis placé — et les conditions de M. Roussy ne sont pas très différentes — que les troubles réflexes ou physiopathiques opposent au traitement une résistance presque impossible à vaincre.

M. Roussy nous dit, sans doute pour préparer un repli prochain : « Il importe peu qu'un homme ait un peu plus ou un peu moins d'atrophie musculaire, un peu plus ou un peu moins de troubles vaso-moteurs et thermiques, un peu plus ou un peu moins d'hypotonie ou de contracture ; la diminution qu'il subit de ce fait est négligeable et ne peut l'empêcher de reprendre sa place dans le rang. Il peut s'il veut. »

Cependant, avant toute expérience, il est difficile d'admettre qu'une jambe dont le périmètre maximum est inférieur de trois à quatre centimètres au périmètre maximum de la jambe opposée, dont par conséquent les fibres musculaires ont été diminuées dans de fortes proportions en nombre et en volume, dispose d'une force égale à la jambe dont les fibres musculaires sont en nombre et en volume normaux. Il est de même difficile d'admettre qu'un membre dont la circulation est aussi anormale que l'est dans certaines conditions la circulation dans les membres qui sont le siège de troubles vaso-moteurs, ne subit pas une diminution de force. Il est difficile d'affirmer que des muscles fortement hypotoniques sont capables d'une activité volontaire aussi grande que des muscles dont le tonus est normal ; le tonus n'est-il pas en effet une manifestation inconsciente mais certaine de l'activité du muscle ? et si l'activité inconsciente d'un muscle est troublée, comment affirmer que son activité consciente est normale ? Enfin, n'est-il pas sûr que si la contracture réflexe existe, les muscles qui ont à lutter contre cette contracture se fatigueront plus vite que si cette contracture n'existait pas ? Bref, il paraît difficile de ne pas admettre avec MM. Babinski et Froment que le membre qui est le siège de troubles n'est pas en état de « meiopragie ».

Une longue observation m'a amené moi-même à cette conclusion : *même après un traitement énergique, prolongé, acharné, les hommes atteints de troubles réflexes sont diminués.* Et pourtant je voulais de toutes mes forces que ces hommes fussent normaux, car je voulais qu'ils servissent encore !

Les causes d'erreur dans l'appréciation des possibilités de pareils hommes sont multiples. D'abord les progrès de l'homme traité sont parfois tels qu'ils vous cachent son état réel ; il y a parfois une telle transformation chez lui que sa guérison semble complète. Voici par exemple un soldat dont la main pendait, inerte, violacée et froide depuis des mois. Maintenant il la ferme et enlève un poids de 10 kilogs. Voici un autre homme atteint d'une boiterie ridicule avec atrophie de la cuisse et de la jambe. Maintenant il marche correctement et allègrement. Ces hommes ont fait de tels progrès qu'ils donnent l'impression de la guérison. Sont-ils guéris ? Ils le sont pour le vulgaire qui ne demande qu'à croire, pour le médecin suggestionné qui veut des guérisons, qui est obnubilé par les énormes progrès faits, grâce à lui, par son malade. Le médecin qui veut récupérer des hommes a grande tendance à considérer comme normal un mouvement possible. C'est là, à mon sens, une erreur. De ce qu'un mouvement nul est devenu possible, il ne s'ensuit nullement qu'il soit normal. Pour qu'un mouvement redevienne normal, il faut qu'il retrouve sa force, sa vitesse, sa durée. Un mouvement sans force, sans vitesse, sans durée n'est qu'une ombre de mouvement. Le médecin a aussi grande tendance à se dire : « L'homme a fait tel progrès, il n'y a pas de raison pour qu'il n'en fasse pas davantage. » Que de fois aussi n'ai-je pas entendu ces réflexions : « Voyez ce pied bot, traité, guéri (guéri dans l'esprit du médecin) il boite de nouveau. S'aperçoit-il qu'on le regarde, il rectifie et marche correctement. Tenez encore, cet homme dont la main droite figée est devenue souple et utile. Il porte son paquet de la main gauche. Vite, s'il rencontre le regard de son médecin, il passe le paquet dans la main droite. Ces deux hommes pourraient donc plus, s'ils le voulaient. » Ces remarques sont loin d'être aussi décisives que le croient leurs auteurs. Sans doute, au moment même où on les voit, ces hommes peuvent quelque chose de plus que ce qu'ils font. Mais de ce qu'ils peuvent momentanément, de ce qu'ils peuvent avec une force donnée, il ne s'ensuit nullement qu'ils peuvent tout le temps ; il ne s'ensuit nullement qu'ils pourront dans les conditions où vit l'homme de la tranchée.

Pour connaître les possibilités des hommes atteints de troubles physiopathiques, il faut les mettre à l'épreuve ; les obliger à aller à la limite de leur résistance. Si on se place dans ces conditions, on sera obligé de conclure qu'ils ne sont pas redevenus ce qu'ils étaient avant leur blessure.

Au Centre, dans de bonnes conditions hygiéniques, dans l'atmosphère morale que vous avez créée autour d'eux, sous l'œil vigilant d'un gradé énergique, ces hommes débarrassés d'une partie de leur infirmité (la partie pithiatique), peuvent corriger complètement ou presque complètement une attitude, exécuter des mouvements corrects. Mais ces gestes, ces attitudes ne sont pas automatiques : ce sont des gestes forcés, des attitudes d'inspection, des attitudes de photographie. Ils ne tiendront pas quand la fatigue aura désuni les hommes, ils ne tiendront pas sous les 25 kilos que porte le fantassin qui monte aux tranchées, dans la boue des boyaux, après des jours et des nuits passés sans sommeil, sans véritable repos ; avec le spectre de la mort qui fauche les camarades. Même ceux qui sont repartis au front, qui restent où on les a mis, disent : « *Mon pied gèle la nuit* » (ce qui veut dire : *mon pied a tellement froid qu'il est insensible*) ; « *Je ne peux pas marcher dans les guérets.* »

Ces hommes diminués physiquement ne peuvent donc, et dans de certaines limites seulement, que s'ils remplacent en bonne volonté ce qui leur manque en moyens physiques. Et nous voilà obligés d'apprécier les possibilités d'un homme en fonction de sa bonne volonté. Je ne dis pas de sa volonté tout court, car il faut que les hommes dont nous parlons fassent plus que consentir à exécuter un acte, il faut qu'ils s'y appliquent ; il faut qu'ils ordonnent l'acte sur un ton de volonté, supérieur à leur ton normal. Il y a tous les degrés dans les états anormaux créés par les troubles réflexes, comme il y a tous les degrés dans les volontés. Avec une volonté moyenne et un trouble donné tel homme sera incapable de faire son service. Avec le même trouble, et une volonté forte, tel autre homme reprendra sa place dans le rang ou plus exactement à un certain endroit du rang. Mais quel moyen avons-nous d'apprécier la puissance de volonté moyenne d'un homme que nous ne connaissons pas ? Quel moyen avons-nous de savoir sur quel degré de volonté nous pouvons compter ? Nous n'avons le droit de compter qu'avec des hommes moyens, des volontés moyennes et même après trois ans de guerre... avec des volontés défaillantes. Dans l'appréciation des possibilités d'un homme, il ne faut pas se fonder sur ce qu'il pourrait faire, s'il était un héros, mais sur ce qu'il peut faire étant donné l'état anatomique et physiologique de ses organes, étant donné qu'il est probablement un homme de volonté moyenne.

Jusqu'ici je n'ai mis en évidence que ce qui nous sépare M. Roussy et moi. En fait, il semble bien que le désaccord soit moins grand que les affirmations de chacun de nous ne l'indiquent.

J'ai dit déjà ce que sont devenus un certain nombre des hommes atteints de troubles hystéro-réflexes que j'ai traités : ils sont devenus des auxiliaires où ont été changés d'arme. Que deviennent donc les hommes traités par M. Roussy ? Jusque-là (mai 1917), ils ne sont rien devenus, ils sont à l'entraînement au Centre. M. Roussy ne sait donc pas ce qu'ils deviendront, mais il nous le fait entrevoir. « Quant au pronostic à établir au point de vue de l'avenir militaire des hommes ainsi récupérés par l'armée, il est évident que l'on doive être jusqu'ici très réservé. Si le pronostic peut être jugé bon quelquefois, le plus souvent il reste douteux en ce qui concerne le retour de ces récupérés au front en première ligne (1). » Mais c'est que tout est là. Être guéri pour un grenadier, un voltigeur, un patrouilleur, c'est être capable de redevenir un grenadier, un voltigeur, un patrouilleur. S'il n'est capable que d'être au train de combat d'un régiment d'infanterie, dans l'artillerie de campagne même, dans l'artillerie lourde, cantonnier, secrétaire d'état-major, il n'est pas guéri. Il n'y a pas besoin de la même intégrité physique pour faire son service en chaussons, les pieds au feu dans un état-major d'armée, que pour grelotter devant les lignes, dans un trou d'obus, sous les grenades, à la merci de la moindre patrouille ennemie pour peu que l'on soit défaillant d'âme ou de corps. Je vais plus loin. Certains des hommes dont nous parlons, traités, très améliorés ne pourront servir d'auxiliaires qu'à l'intérieur. Eh bien, je le demande : Quand un homme est un cultivateur, ne vaut-il pas mieux le renvoyer chez lui où il utilisera la moindre parcelle de ses forces, les moindres de ses possibilités, si on ne peut mieux faire à la caserne que de l'employer comme planton à la salle des rapports (2) ?

Les conclusions de la seconde partie de ce travail seront les suivantes :

1° Chez les hommes atteints de phénomènes hystériques

(1) Rapport présenté à la Conférence interalliée, Paris, 8-13 mai 1917. *Bulletin de la Réunion médico-chirurgicale de la VIIe Région*, juin 1917, p. 17, ligne 29.

(2) Je cite cet emploi car je l'ai vu trop souvent donné à des cultivateurs dans les conditions que j'ai envisagées.

purs (1) la guérison est la règle. L'utilisation future dépend de la volonté de l'homme.

2° Chez les hommes atteints de phénomènes hystériques associés à des troubles dits réflexes ou physiopathiques, la guérison du phénomène pithiatique est en général plus difficile à obtenir. Quand elle est obtenue il reste un reliquat visible, mesurable, que les efforts les plus violents et les plus patients ne réussissent pas à faire disparaître avant un temps très long. Les possibilités de l'homme sont alors dans de certaines limites proportionnelles à sa bonne volonté, mais aussi inversement proportionnelles à ces reliquats qu'il faut savoir apprécier.

3° Si dans la plupart des cas ces hommes atteints de troubles hystéro-réflexes ne peuvent reprendre leur place à leur ancien rang, le traitement rend un immense service à eux-mêmes et au pays. Il faut donc les traiter.

A ce titre je ne saurais trop me féliciter des résultats obtenus par M. Roussy et ses collaborateurs. Je souhaite que leurs efforts ne rencontrent pas d'obstacle sérieux extérieur au malade. Je souhaite que d'autres neurologistes, aussi bien outillés qu'eux, veuillent bien consentir à faire la même chose qu'eux.

(1) Je reviendrai quelques jours sur ce qu'il faut entendre par homme atteint de phénomènes hystériques purs.

4345. Tours, Imprimerie E. Arrault et Cie.

www.ingramcontent.com/pod-product-compliance
Lightning Source LLC
LaVergne TN
LVHW020010170826
845677LV00022B/1083